Docteur F. ANTOINE
de la Faculté de Médecine
de Paris

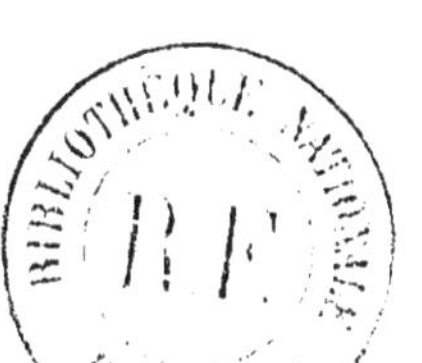

Une Organisation Départementale Antituberculeuse

LE FINISTÈRE

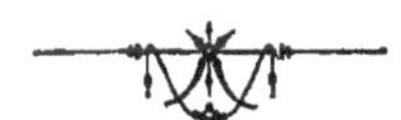

QUIMPER
Imprimerie A. Jaouen. — Mme Bargain et Cie, succrs

1924

A LA MÉMOIRE DE MA MÈRE

A MON PÈRE

A TOUS LES MIENS

A MES AMIS

A M. J. DESMARS

Ancien Conseiller d'Etat
Ancien Directeur de l'Assistance et de l'Hygiène Publiques
Préfet du Finistère

A M. LE Dr LAGRIFFE

Médecin Directeur de l'Asile des Aliénés de Quimper
En reconnaissance de l'affectueux intérêt qu'il m'a toujours porté

A MES MAITRES

A MON PRÉSIDENT DE THÈSE

M. LE PROFESSEUR LÉON BERNARD

Membre de l'Académie de Médecine

Membre du Conseil supérieur d'Hygiène publique de France

Médecin en Chef du Dispensaire Léon Bourgeois

I

INTRODUCTION

La tuberculose constitue le plus grand danger qui menace la France.

Le nombre des tuberculeux, qui était déjà très élevé avant 1914, a, en effet, considérablement augmenté depuis cette date.

La guerre, qui a causé tant d'autres maux, a aussi contribué à la diffusion de ce fléau social.

Dans le Finistère, en particulier, la terrible maladie lève chaque année un lourd tribut : plus du tiers des décès lui sont imputables.

Les pouvoirs publics se sont émus de son extension rapide et se sont décidés, tardivement, à tenter de l'enrayer, suivant l'exemple des autres nations, notamment de l'Allemagne, de l'Angleterre, des Etats-Unis, etc.

En France, la loi de 1916 qui a institué la lutte antituberculeuse a laissé une grande initiative aux départements et si quelques-uns d'entre eux ont compris l'importance de l'œuvre à entreprendre, la grande majorité s'en est fort peu inquiétée et l'organisation antituberculeuse y est resté sommaire, partant inopérante.

Le Finistère est un des rares départements où l'on ait fait de gros efforts en vue de cette action et le grand mérite en revient au Conseil Général. Celui-ci à su entrer résolument dans la voie qui lui était indiquée par de généreuses initiatives privées.

Dès que le COMITÉ DE DÉFENSE SOCIALE ET DE PRÉSERVATION ANTITUBERCULEUSE *fut créé, l'Assemblée départe-*

mentale reçut de celui-ci, et en particulier de M. de Guébriant, son actif président, un précieux concours.

L'action antituberculeuse eût d'ailleurs de dévoués défenseurs en la personne des préfets qui se sont succédés dans le Finistère depuis 1916.

M. Desmars, préfet actuel, que les hautes fonctions qu'il a occupées au Ministère de l'Hygiène qualifiaient tout spécialement pour s'occuper de cette œuvre, n'a cessé de conseiller, de seconder le Comité départemental et de faciliter les efforts de cet organisme qui se poursuivent en liaison permanente avec son administration.

L'œuvre est aujourd'hui en plein essor et a déjà rendu des services importants.

Dans ce travail nous nous proposons d'exposer le plan de l'organisation antituberculeuse du Finistère et d'examiner les résultats obtenus.

Nous nous sommes appuyés, pour le faire, sur des documents mis à notre disposition par M. le Préfet. Nous le prions d'accepter nos sincères remerciements pour la sollicitude qu'il nous a témoignée.

Avant d'entrer dans le développement de notre travail nous ne voulons pas manquer d'exprimer notre reconnaissance à tous les maîtres de qui les leçons ou les conseils nous ont rendu tant de services au cours de nos études, en particulier à M. le Dr Lagriffe, directeur-médecin de l'Asile des Aliénés de Quimper.

Qu'il nous soit permis, en terminant, d'adresser nos respectueux remerciements à M. le professeur Léon Bernard, de la Faculté de Médecine de Paris, qui a bien voulu nous guider dans le choix de notre sujet et nous faire le très grand honneur d'accepter la présidence de cette thèse.

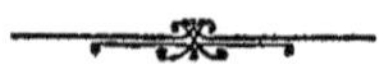

II

HISTORIQUE

Avant la guerre, il n'existait aucune organisation collective de lutte antituberculeuse dans le Finistère, bien que ce département fût l'un des plus décimés par cette maladie. Les efforts isolés poursuivis par quelques personnes spécialement intéressées à cette question ne trouvaient pas, auprès des autorités compétentes, un appui moral et matériel suffisant pour aboutir à une réalisation pratique.

En 1916, après le vote de la loi sur les dispensaires d'hygiène sociale, le Conseil Général du Finistère, justement ému de l'extension croissante de la tuberculose dans le département, votait à sa session d'avril la mise à l'étude d'un plan d'organisation de lutte antituberculeuse qui, grâce au concours désintéressé d'une Américaine, Mme Post, put recevoir immédiatement un commencement d'exécution. Cinq dispensaires furent créés par cette bienfaitrice, dotés d'infirmières visiteuses diplômées.

La tâche, si heureusement commencée, fut poursuivie avec l'aide des Comités de la Croix-Rouge américaine et de la fondation Rockfeller qui assurèrent, à partir de juin 1918, l'existence des dispensaires déjà fondés et s'appliquèrent à leur extension au reste du département.

Le Conseil Général, au cours de sa session d'août 1918, dans l'éventualité du départ des missions américaines, vota une subvention de 200.000 francs, à titre de première contribution à l'œuvre d'organisation et de mise en marche des dispensaires.

Toute l'organisation actuelle fut alors établie. Le Conseil Général décida, en effet, que les dispensaires seraient répartis sur le territoire du département de telle façon que le bénéfice en fût étendu à toutes les communes.

Chaque dispensaire devait être administré par un comité local, les dispensaires d'un même arrondissement constituant au chef-lieu, et par le moyen de leurs délégués, un comité dit d'arrondissement, investi de la direction et du contrôle et disposant au chef-lieu d'un dispensaire spécialement aménagé, avec salle de radiographie, laboratoire d'analyses, etc.

Enfin, et pour coordonner l'ensemble du service, on décida en 1918, au moment de l'armistice, la création d'un « Comité départemental d'Hygiène sociale et de préservation antituberculeuse » siégeant au chef-lieu du département.

Ce comité, conformément à ses statuts, a pour but :

1° d'étudier pratiquement et de rechercher la solution des divers problèmes que comporte la lutte antituberculeuse ;

2° de grouper sous une même direction, les dispensaires déjà existants, d'unifier les méthodes qu'ils mettent en œuvre ;

3° de centraliser les résultats, de solliciter et de répartir les subventions ;

4° de créer par lui-même et de faciliter la création de tous les dispensaires qui seraient nécessaires dans le département, afin que toutes les communes puissent être facilement comprises dans leur rayon d'action.

Il fut résolu, en outre, que ce Comité serait constitué essentiellement par représentation des différents comités des dispensaires, que le Conseil Général y déléguerait six de ses membres et que l'administration y serait représentée, notamment, par le Préfet, l'Inspecteur d'Académie, l'Inspecteur des Services d'Hygiène, le Président de l'Office des Pupilles de la Nation, le Président du Comité des Mutilés et Réformés de guerre.

Secondé par les conseils techniques de la mission Rockfeller, aidé du concours financier de la Croix-Rouge américaine et du Conseil Général, le Bureau du Comité fit voter, en assemblée générale, le projet de création de 23 dispensaires à répartir sur l'ensemble du département.

Nous allons examiner au chapitre suivant la réalisation de ce projet et l'organisation antituberculeuse telle qu'elle existe actuellement (1924).

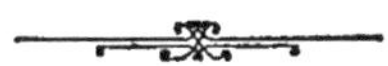

III

ARMEMENT ANTITUBERCULEUX

DU

DÉPARTEMENT DU FINISTÈRE

L'action antituberculeuse est dirigée, dans le Finistère, depuis 1918, par le « Comité départemental d'Hygiène sociale et de préservation antituberculeuse ».

Celui-ci exerce son action par les dispensaires d'Hygiène sociale et de préservation antituberculeuse.

Ces dispensaires, actuellement au nombre de 21, sont secondés par :

— plusieurs aériums ;

— la filiale Grancher ;

— des préventoriums d'enfants ;

— un vaste établissement privé tenant du préventorium et du sanatorium, création et propriété de Mme Post (Porsmeur) ;

— deux sanatoriums, l'un départemental, pour les pulmonaires, à Guervénan ; l'autre privé, à Roscoff, pour les cas de tuberculose osseuse ou ganglionnaire ;

— dans les hôpitaux, des pavillons ou salles d'isolement, en projet pour la plupart, pour malades ne ressortissant pas du sanatorium.

DISPENSAIRES

Base fondamentale de toute organisation de défense antituberculeuse, les dispensaires atteignent aujourd'hui, dans le Finistère, — à deux unités près — le nombre de 23, prévu au plan initial.

Ils se consacrent, en conformité de la loi du 15 avril 1916, à la tâche de :

— dépister les malades, les suspects, les prédisposés et établir, puis maintenir le contact avec eux ;

— établir le diagnostic en usant des analyses, des moyens d'examen et de contrôle préconisés par la science actuelle ;

— opérer un triage utile, en laissant à domicile ceux qui peuvent s'y soigner efficacement et en orientant les autres, suivant les besoins, vers les préventoriums, sanatoriums ou établissements d'isolement ;

— suivre et assister les tuberculeux se soignant à domicile ;

— observer, à l'aide de l'outillage et des moyens qui leur sont propres, tous les incidents évolutifs de la maladie et les consigner sur les fiches médicales ;

— procurer l'assistance prophylactique la plus large et sous ses formes diverses, ainsi que l'aide et au besoin les secours que réclamerait la situation des malades. Faire l'éducation sociale de ceux-ci ;

— procéder, en toutes circonstances utiles, aux désinfection et assainissement des logements, linges, etc... par des moyens propres au dispensaire ou avec collaboration des services départementaux ;

— surveiller et sauvegarder les enfants exposés à la contagion, en recourant au besoin, pour les y soustraire, à des placements par les soins de la Filiale Grancher, dont nous parlerons plus loin.

Les dispensaires sont de deux sortes :

les dispensaires locaux ;

les dispensaires d'arrondissement.

Les *dispensaires locaux,* créés dans les chefs-lieux de canton ou dans les grosses communes, possèdent chacun leur circonscription propre, déterminée par le comité départemental.

Leur aménagement, très simple, comprend une salle d'attente pour les malades, une salle pour l'infirmière visiteuse et un cabinet de consultation. Ni laboratoire, ni service radiologique.

Chaque dispensaire est sous la surveillance directe d'un comité local comprenant habituellement le maire de la commune, le curé ou l'instituteur, un délégué médical, des fondateurs, bienfaiteurs ou souscripteurs de l'œuvre.

Ce comité, avec le concours de l'infirmière visiteuse, procure les ressources nécessaires au fonctionnement du service et doit fournir au comité d'arrondissement les comptes rendus de son action.

Les *dispensaires d'arrondissement* sont un organisme que le Finistère a cru devoir ajouter à son plan général, en raison de sa grande superficie territoriale, de sa nombreuse population, de la situation excentrique de son chef-lieu et de la difficulté de ses communications.

Intermédiaires entre le comité central directeur

et les dispensaires locaux, ils assurent une surveillance plus immédiate et directe de ces derniers.

En tant que dispensaires ils remplissent le double emploi de dispensaire local pour le chef-lieu d'arrondissement et la circonscription qui leur est attribuée et de dispensaire central, mettant ses services spéciaux — services de radio, de laryngologie et laboratoire d'analyses -- à la disposition des dispensaires affiliés de l'arrondissement. Ils sont, à cet effet, pourvus d'un outillage plus développé et propre à combler les lacunes des dispensaires locaux.

Ils relèvent d'un comité dit d'arrondissement et comportent, en plus de leur infirmière visiteuse ordinaire, une infirmière volante et une infirmière inspectrice exerçant un contrôle permanent sur le fonctionnement des dispensaires et le travail des visiteuses dans la circonscription qui lui est confiée. Cette inspectrice assiste le plus souvent possible aux consultations des dispensaires, accompagne les visiteuses dans leurs tournées pour se rendre compte de l'influence qu'elles ont gagnée dans les familles, signaler les lacunes et surveiller en général les résultats de l'éducation et de la prophylaxie à domicile.

Telle qu'elle vient d'être décrite, cette organisation se différencie peu de celles dont ont été pourvus certains autres départements, sur l'initiative de la Mission Rockfeller.

L'expérience, toutefois, a montré qu'elle ne pouvait répondre seule aux besoins d'un département de 800.000 habitants, répartis sur 6.700 kilomètres carrés, disséminés dans d'innombrables villages ou hameaux et où les communications sont encore très difficiles.

Les dispensaires locaux, la démonstration en fut vite acquise, ne desservaient effectivement qu'une faible région voisine de leur centre. Lorsque les intéressés ont à franchir des distances dépassant un petit nombre de kilomètres, avec l'obligation de perdre leur journée de travail, en supportant des frais de déplacement et de nourriture, ils s'abstiennent.

C'est un fait reconnu désormais : dans le Finistère on ne peut attirer de tous les points d'un arrondissement à un poste de radiologie fixe, les malades, les suspects et leurs familles. Les intéressés se prêtent malaisément à ces déplacements qui d'ailleurs ne sont pas sans inconvénients pour leur propre santé, ni sans risques pour leurs compagnons de voyage. Aussi, jusqu'en 1923, le nombre des examens radiographiques était resté infime.

Il a fallu, dans ces conditions, compléter l'organisation primitive dans un sens plus rural, par la création d'un outillage spécial, présentant les qualités de souplesse et de mobilité qui le rendrait propre à atteindre la totalité des populations du département.

La nomination de trois médecins spécialisés entrés en service au mois de janvier 1923 permit au Comité départemental de réaliser cette conception dans les conditions suivantes :

Tout d'abord, le Comité décida l'acquisition de 3 voitures automobiles pourvues chacune d'un matériel radiologique transportable, étudiées et aménagées spécialement par la maison Gaiffe. Ces voitures comportent en outre des appareils de laryngoscopie.

Une voiture fut affectée à chacun des médecins spécialisés.

Conduites par des chauffeurs-manipulateurs dont la formation technique s'est faite par un stage chez le constructeur des appareils, elles permettent aux médecins spécialisés de procéder aux examens radioscopiques non seulement dans les dispensaires de leur circonscription, mais encore dans les consultations volantes rattachées à ces dispensaires et qui ont été créées dans des localités importantes ou particulièrement mal desservies comme communications.

Ces consultations volantes se tiennent dans un local mis à la disposition du médecin et des infirmières et où les consultants sont examinés dans les mêmes conditions qu'au dispensaire, permettant ainsi de diagnostiquer les tuberculeux avec le minimum de dérangement pour eux et avec le maximum de garanties techniques.

Dans l'ensemble, cette institution de consultations volantes donne maintenant pleine satisfaction. Le chiffre des inscrits a presque doublé en un an. Aussi le Comité pense ajouter prochainement une quatrième voiture aux trois qui assurent actuellement le service.

Ainsi les consultations volantes pourront être multipliées selon les besoins constatés, dans la mesure des ressources en infirmières visiteuses et du temps disponible du médecin spécialisé.

Nombre et répartition des Dispensaires

Il existe actuellement dans le Finistère 21 dispensaires, dont 4 dispensaires d'arrondissement, à savoir :

A) Quimper (dispensaire d'arrondissement) : Quimperlé, Rosporden, Concarneau, Pont-l'Abbé, Douarnenez.

B) Brest-Kéroriou (dispensaire d'arrondissement) : Lambézellec, Landerneau, Lesneven, Ploudalmézeau.

C) Morlaix (dispensaire d'arrondissement) : Saint-Pol-de-Léon, Roscoff, Plouescat, Landivisiau, Lanmeur.

D) Châteaulin (dispensaire d'arrondissement) : Carhaix, Châteauneuf-du-Faou, Crozon.

20 consultations volantes étant en outre rattachées à ces dispensaires, le Finistère est donc pourvu de 41 centres de consultation pour tuberculeux.

Personnel Médical-Visiteuses

Le service de ces dispensaires est assuré par par 4 médecins spécialisés (3 sont entrés en service le 1er janvier 1923, le 4e en novembre 1923).

Ces 4 médecins ont été nommés après concours et ne font pas de clienlèle. Ils résident au chef-lieu qui leur est assigné, chacun ayant une circonscription déterminée par le Comité départemental. Ils doivent se borner à l'établissement des diagnostics, à la détermination du classement des malades qui peuvent être proposés pour un sanatorium, un préventorium ou d'autres placements, à la surveillance des tuberculeux inscrits aux dispensaires et à l'examen des autres membres de la famille, en vue du dépistage de la tuberculose et de l'application des mesures prophylactiques.

Aucun malade ne doit être soigné par le dispensaire ; mais, son diagnostic établi, il est renvoyé à son médecin habituel pour ce qui concerne la thérapeutique.

Nous ne devons pas omettre de dire que la ville de Brest possède un dispensaire municipal dont le Dr Bodros, directeur du bureau d'hygiène, assure le fonctionnement.

Les dispensaires qui n'occupaient que 14 visiteuses en 1919, 18 en 1920, 26 en 1921, 30 au 1er janvier 1923, en occupent maintenant 38 (dont 4 inspectrices). Ce nombre est d'ailleurs reconnu insuffisant pour répondre aux besoins du service.

Le rôle des dispensaires est donc nettement délimité :

Les soins proprement dits, les traitements médicaux, les interventions thérapeutiques de la pratique journalière ne peuvent y être donnés : les malades sont renvoyés à leur médecin traitant.

Pour ce dernier, le dispensaire, loin d'être un concurrent, est donc un collaborateur qui lui apporte, avec l'aide d'un médecin spécialisé, des moyens d'investigation et de diagnostic (examens radiologiques, bactériologiques, laryngologiques) qu'il n'a pas à sa disposition.

Cette collaboration entre dispensaires et médecins praticiens a d'ailleurs été parfaitement comprise : chaque comité de dispensaire local compte un délégué médical ; au comité départemental, le syndicat médical est également représenté par un délégué.

Nous verrons plus loin que M. le Préfet, avant de présenter au Conseil Général le programme d'organisation des préventoriums et de coordination entre l'armement et les services hospitaliers du département, a pris l'avis du syndicat médical.

De plus, il est prescrit aux dispensaires de se mettre à la disposition des médecins praticiens de la circonscription pour leur communiquer les résultats des examens des malades qu'ils leur ont adressés.

Ainsi l'entente est parfaite entre le syndicat médical du Finistère et le comité de préservation antituberculeuse ; leur collaboration devient tous les jours plus active, pour le plus grand bien des malades.

AÉRIUMS

A côté d'un certain nombre de dispensaires et sous l'inspiration de leur comité, se sont développées des institutions connexes : les aériums.

Ceux-ci sont constitués par un petit enclos attenant au dispensaire et fournissent aux malades un lieu de cure de chaise longue et de repos en plein air, convenablement orienté et abrité.

En dehors de ces organisations de fortune, le département dispose de deux aériums convenablement aménagés. C'est ainsi qu'à Brest un aérium pour les Pupilles de la Nation est installé au « Fort des Fédérés », à proximité de la ville. Il a été créé en 1921 et est géré par la Section Brestoise de la Croix-Rouge Française.

Il reçoit les Pupilles de la Nation affaiblis, anémiés, à l'exclusion des tuberculeux déclarés et de tous malades contagieux. Les enfants des deux sexes, âgés de 6 à 12 ans, y sont admis. L'établissement est subventionné par l'Office départemental des Pupilles de la Nation.

Les pupilles admis passent toute leur journée à l'aérium : ils y entrent à 9 heures du matin, suivent la classe en plein air pendant 1 h. 45, reçoivent un repas de midi très substantiel, s'adonnent à des jeux modérés, font des exercices de gymnastique respiratoire, prennent une collation et quittent l'aérium pour aller prendre le repas du soir et coucher dans leur famille.

Trente-cinq enfants sont constamment en traitement dans l'établissement.

Grâce au dévouement et à la compétence des Dames de la Croix-Rouge Brestoise, la cure d'air, de soleil, de repos et de suralimentation donne, à l'aérium de Brest, des résultats régulièrement satisfaisants.

Après une cure dont la durée varie de 2 à 5 mois, les enfants sortent très fortifiés, ayant réalisé des augmentations de poids de 1 k[g] 500 à 2 k[gs] en moyenne.

Dans son préventorium de Porsmeur, Mme Post a installé un aérium recevant un certain nombre d'externes. *(Il en sera parlé plus loin.)*

LA FILIALE DÉPARTEMENTALE GRANCHER

Sous l'active impulsion de son président, le docteur Prouff (de Morlaix), la Filiale départementale Grancher étend, avec prudence et en liaison intime avec les dispensaires, le bienfait de ses placements à un nombre toujours croissant d'enfants.

Subventionnée par l'Œuvre centrale Grancher, secondée par les participations du département, aidée par les dispensaires, tant pour le dépistage que par contribution financière, elle fournit, en l'absence actuelle des moyens d'hospitalisation pour malades avancés, l'unique moyen de préservation des enfants.

Les dispensaires du Finistère accusaient 180 placements au titre de l'Œuvre Grancher en 1921. La progression des placements réalisés n'a fait que s'accentuer depuis. Alors que, pendant l'année 1922, 298 pupilles étaient passés dans le service, 577 pupilles ont figuré sur ses contrôles au cours de 1923 et, au 1er janvier 1924, 402 pupilles étaient encore présents dans leur placement.

Cette progression ne s'arrêtera pas là, car, dans un département comme le Finistère, comportant une proportion notable de population indigente et où la tuberculose a pris, depuis la guerre, une extension particulièrement angoissante, il faudrait être en mesure de recevoir, dans un bref délai, un millier de pupilles.

La Filiale Grancher, tout en conservant son autonomie, a bénéficié des services médicaux et sociaux que le Comité départemental a mis à sa disposition.

Pour bien montrer l'esprit de collaboration étroite qui préside aux rapports du Comité départemental et de l'Œuvre Grancher, il me paraît utile d'exposer ici dans quelles conditions les placements Grancher sont effectués dans le département.

Un consultant se présente au dispensaire. Il est reconnu tuberculeux et son placement ne peut être envisagé. L'interrogatoire auquel il a été procédé par le service social permet de savoir s'il y a, chez ce malade, cohabitation avec des enfants. Dans l'affirmative, le médecin spécialisé attire l'attention du malade sur l'intérêt qu'il y aurait à éloigner pour quelque temps les enfants en cohabitation. Si le malade hésite, demande un temps de réflexion, l'infirmière visiteuse se rend le lendemain ou le surlendemain à son domicile, s'assure qu'il suit bien les règles de prophylaxie qui lui sont indiquées, conseille la fréquentation du dispensaire à tous les autres membres de la famille et insiste à nouveau, d'une façon spéciale, pour que les enfants soient confiés à l'Œuvre Grancher.

Si le consentement est obtenu, les enfants de

1 jour à 13 ans sont examinés au dispensaire par le médecin spécialisé et, si l'examen médical est favorable *(absence de maladies contagieuses)*, les dossiers des enfants sont établis par l'infirmière visiteuse qui propose le placement convenant à l'enfant et accepté par la famille. Ces dossiers sont immédiatement transmis au Président de la Filiale Grancher qui prononce l'admission des enfants s'ils remplissent bien les conditions requises.

Au début, l'Œuvre Grancher s'en était tenue rigoureusement au placement familial, à la campagne de préférence. Mais les difficultés de placement augmentaient au fur et à mesure que l'effectif des pupilles allait en s'accroissant.

Le Dr Prouff crut pouvoir tourner la difficulté par le placement intra-familial ; mais ce système fut vite reconnu défectueux. Peu de personnes acceptaient de recevoir chez elles leurs petits parents et, de plus, il était difficile d'éviter le contact des enfants avec le malade étant donnée la parenté unissant ce malade aux gardiens des enfants et les rapports existant inévitablement entre les uns et les autres.

Devant ces difficultés de placement, la Filiale, pensant que son devoir était d'éloigner dans tous les cas et par tous les moyens, l'enfant du foyer de contagion, a alors abouti au placement collectif qui, jusqu'ici, lui a donné entière satisfaction.

Des offres nombreuses lui furent faites spontanément par des pensionnats laïcs et religieux.

Le choix du pensionnat a été laissé aux parents afin de sauvegarder leurs droits en matière d'éducation.

Les placements collectifs donnent au moins autant de garanties hygiéniques et morales que les placements individuels, surtout dans un département comme le Finistère, où les conditions d'hygiène de l'habitation familiale sont particulièrement défavorables. D'autre part, les petits Grancher sont ordinairement pauvres. Or, dans ces établissements, ils sont sur le même pied d'égalité que les autres pensionnaires généralement fortunés. Cela flatte les parents des enfants admis à la Filiale et permet de réaliser des placements qui ne seraient pas effectués s'il s'agissait de confier ces enfants à des familles.

Une difficulté s'était présentée tout d'abord dans la pratique des placements au pensionnat : les vacances scolaires ; on ne pouvait songer à rendre les petits Grancher à leur famille pendant les vacances. La question a été heureusement résolue : d'un commun accord les pensionnats qui fermaient pendant les vacances ont muté leurs pupilles sur les pensionnats qui ne fermaient pas. De plus, pour éviter des transferts qui pourraient présenter des inconvénients, l'on s'efforce actuellement de ne placer les jeunes pupilles que dans des établissements ouverts toute l'année.

En résumé, l'orientation donnée aux placements, qui pouvait causer quelques inquiétudes pour l'avenir, donne actuellement entière satisfaction.

L'Œuvre n'effectue, du reste, les placements en pensionnat que lorsqu'il y a impossibilité absolue de réaliser le placement familial ou intra-familial.

Pour l'année 1923, les placements se sont répartis comme suit :

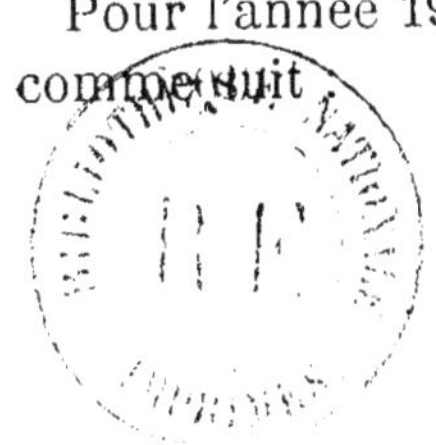

Placements en pensionnat	....	384
— *familiaux*	....	148
— *intra-familiaux*	......	45
Total	....	577

J'ajoute que sur ces 577 enfants, dont l'âge varie de 1 jour à 13 ans, il n'y a pas eu à déplorer un seul décès. Cela tient à ce que la Filiale Grancher, en accord avec le Comité d'Hygiène sociale et de Préservation antituberculeuse, effectue ses placements avec le maximum de garanties possible et exerce en outre sur l'enfant une surveillance continuelle pendant toute la durée du placement.

Quand le consentement des parents a été obtenu pour le placement de leurs enfants en danger de contagion, que l'enfant a été examiné au dispensaire et reconnu indemne de toute maladie contagieuse, si une famille est disposée à recevoir l'enfant, la visiteuse du dispensaire dans le ressort duquel habite cette famille fait une enquête en vue de savoir si le placement présente toutes les garanties morales et hygiéniques pour l'enfant. Tous les membres de la famille sont ensuite examinés au dispensaire.

Si cet examen permet de constater que tous les membres sont indemnes de tuberculose, le placement est immédiatement réalisé, à la condition qu'il soit distant de *20 km au minimum* du domicile des parents de l'enfant. Cette distance peut paraître faible, mais dans le Finistère on se déplace assez difficilement et elle suffit en général pour éviter les contacts.

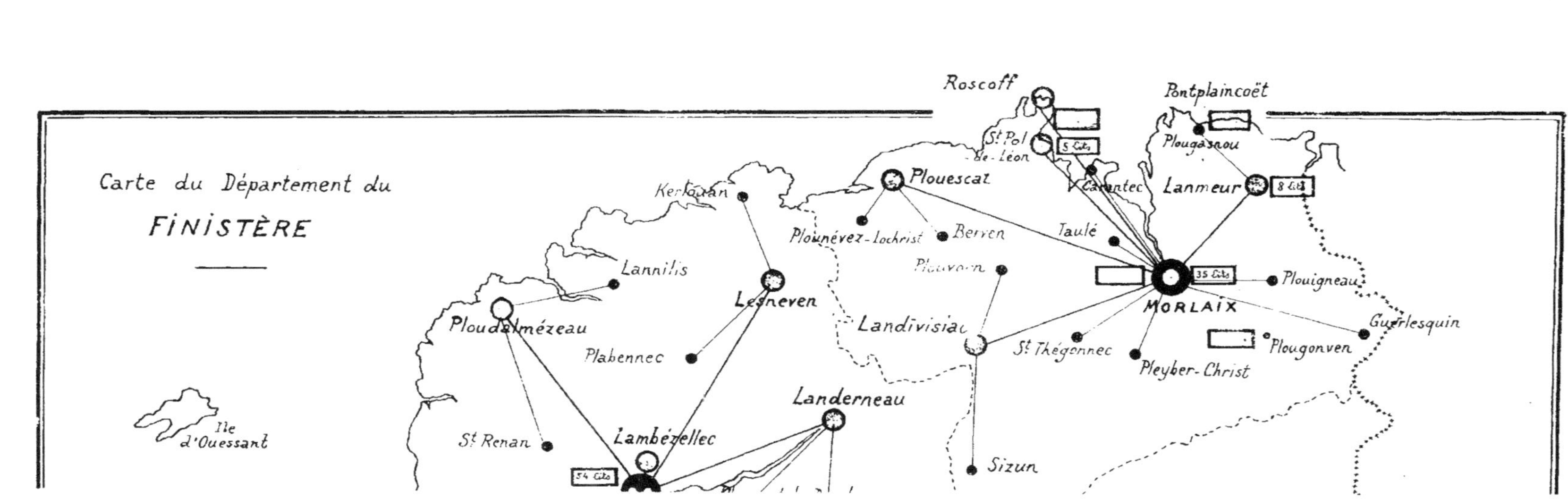

Carte du Département du
FINISTÈRE
Ile d'Ouessant
Roscoff
St Pol de-Léon
5 Lits
Pontplaincoët
Plougasnou
Lanmeur
8 Lits
Plouescat
Taulé
Plounévez-Lochrist
Berven
Kerlouan
Lannilis
Lesneven
Ploudalmézeau
Plabennec
Landivisiau
MORLAIX
35 Lits
Plouigneau
Guerlesquin
Plougonven
St Thégonnec
Pleyber-Christ
Landerneau
Lambézellec
St Renan
54 Lits
Sizun

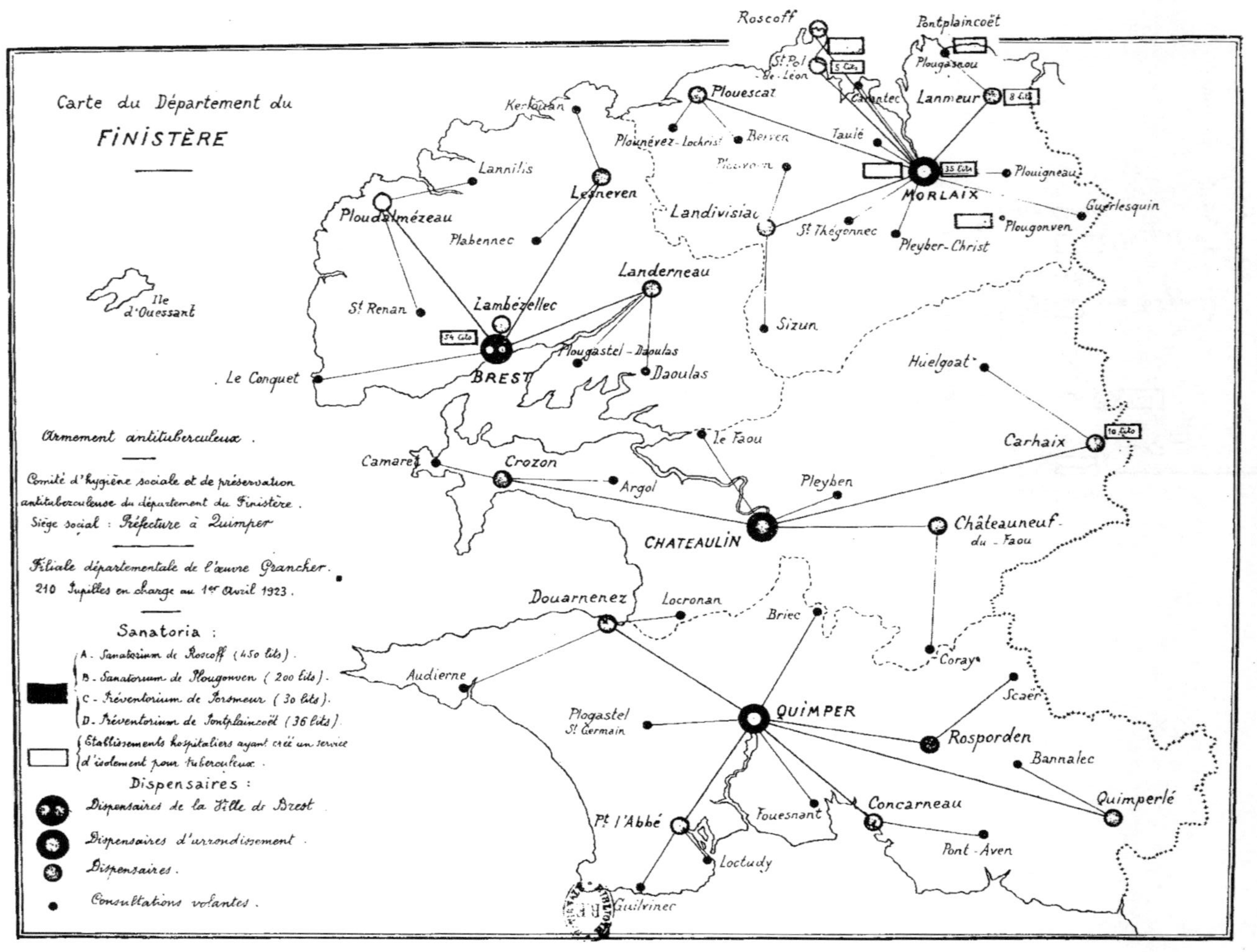

Carte du Département du
FINISTÈRE
Armement antituberculeux.
Comité d'hygiène sociale et de préservation antituberculeuse du département du Finistère.
Siège social : Préfecture à Quimper
Filiale départementale de l'œuvre Grancher.
210 Pupilles en charge au 1er Avril 1923.
Sanatoria :
A. Sanatorium de Roscoff (450 lits).
B. Sanatorium de Plougonven (200 lits).
C. Préventorium de Porsmeur (30 lits).
D. Préventorium de Pontplaincoët (36 lits).
Établissements hospitaliers ayant créé un service d'isolement pour tuberculeux.
Dispensaires :
Dispensaires de la Ville de Brest
Dispensaires d'arrondissement.
Dispensaires.
Consultations volantes.
Roscoff
St Pol de Léon
5 Lits
Pontplaincoët
Plougasnou
Lanmeur
8 Lits
Plouescat
Kerlouan
Plounévez-Lochrist
Berven
Taulé
Plouvorn
MORLAIX
35 Lits
Plouigneau
Guerlesquin
Plougonven
Pleyber-Christ
St Thégonnec
Landivisiau
Lannilis
Lesneven
Ploudalmézeau
Plabennec
Ile d'Ouessant
St Renan
Landerneau
Lambézellec
54 Lits
BREST
Le Conquet
Plougastel-Daoulas
Daoulas
Sizun
Huelgoat
Carhaix
10 Lits
Le Faou
Camaret
Crozon
Argol
Pleyben
CHATEAULIN
Châteauneuf-du-Faou
Douarnenez
Locronan
Briec
Coray
Audierne
Plogastel St Germain
QUIMPER
Scaër
Rosporden
Bannalec
Quimperlé
Pt l'Abbé
Fouesnant
Concarneau
Pont-Aven
Loctudy
Guilvinec

Comité d'hygiène sociale et de préservation antituberculeuse du Département du Finistère.

Armement antituberculeux.

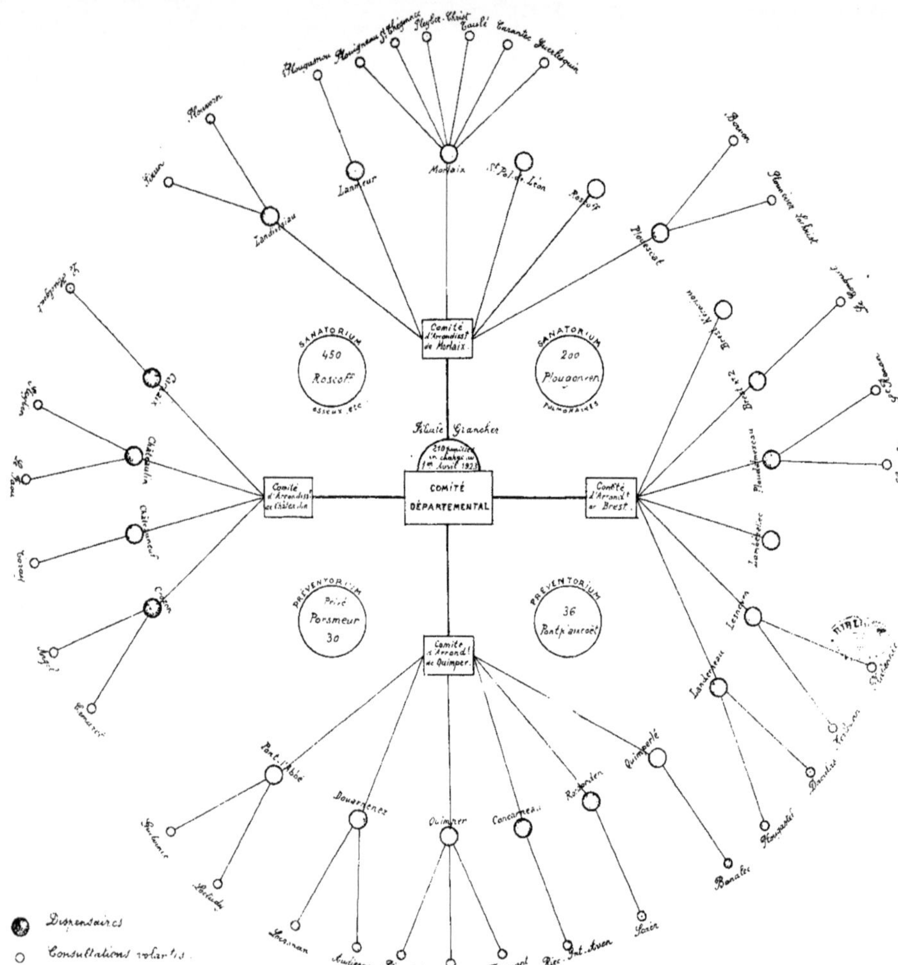

Le Comité d'hygiène sociale et de préservation antituberculeuse du Finistère a son siège social à la Préfecture à Quimper. Il groupe sous une même direction les 21 dispensaires fonctionnant actuellement dans ce département, étend également sa direction sur le préventorium de Pontplancoët et a créé en outre une section départementale de l'œuvre Grancher.

Le service médical des dispensaires est assuré par 3 Médecins spécialisés ayant chacun à leur disposition une voiture automobile pourvue d'un matériel radiologique transportable.

Les efforts du Comité d'hygiène sociale et de préservation antituberculeuse du département du Finistère ne se sont pas localisés dans la création de dispensaires qui parfois, en raison de l'étendue du département et du manque de moyens de communication, sont d'un accès difficile pour les malades. En vue d'obvier à ces inconvénients, des consultations volantes rattachées aux dispensaires ont été organisées dans les communes d'un accès particulièrement difficile et l'emploi récent d'un matériel radiologique transportable permet d'effectuer des examens radioscopiques dans toutes ces consultations dont l'importance ne cesse de s'accroître et sur les résultats desquelles nos médecins rendent le meilleur témoignage.

Ces dispositions s'appliquent intégralement à tous les placements familiaux et intra-familiaux.

Quant aux placements collectifs, l'Œuvre exige du chef d'institution qui accepte ces pupilles que tout contact soit supprimé entre le malade et l'enfant. L'exécution de cette obligation morale est en outre facilitée par la distance qui sépare le placement du foyer familial contaminé ; cette distance devant être également de 20 k^{m} au minimum.

Etant donné le grand nombre d'enfants actuellement pris en charge par la Filiale et la diversité des placements dont ils sont l'objet, celle-ci s'est efforcée, au cours de l'année 1923, avec le concours du Comité d'Hygiène sociale et de Préservation antituberculeuse, d'organiser une surveillance constante sur ses pupilles.

Chaque infirmière visiteuse du dispensaire doit visiter mensuellement tous les pupilles Grancher placés dans sa circonscription et adresser au Président de la Filiale un état nominatif des enfants visités avec l'indication des observations de la visiteuse, tant sur l'enfant que sur la nature du placement.

De plus, MM. les Médecins spécialisés des dispensaires procèdent à des visites inopinées dans les établissements qui reçoivent les petits pupilles. Les rapports adressés par ces praticiens au Président de la Filiale du Finistère ont permis à celui-ci d'obtenir des Directeurs et Directrices de ces Institutions des améliorations des conditions d'hygiène et de salubrité des locaux scolaires, améliorations qui ont profité, non seulement aux pupilles, mais encore à tous leurs petits camarades de classe.

L'aide accordée par le Conseil Général du Finistère, qui participe pour le ¼ dans le paiement de la pension des pupilles de la Filiale, le concours des dispensaires et des familles, enfin la subvention attribuée chaque année par l'Œuvre Grancher, ont permis jusqu'ici à la Filiale de développer son action sans être arrêtée par la question financière. Mais, étant donné sa rapide extension, il est à craindre que, dans un avenir prochain, elle ne puisse plus disposer des fonds nécessaires à sa marche normale.

Cette situation n'avait pas échappé à M. Desmars, préfet du Finistère, et, en vue de résoudre cette grave question, il avait demandé à M. le Ministre de l'Hygiène, de l'Assistance et de la Prévoyance sociale, si, le cas échéant, l'approbation ministérielle serait donnée aux modifications que le Conseil Général pourrait apporter au règlement sur le Service des Enfants assistés, en vue de comprendre parmi les enfants secourus, les pupilles de l'Œuvre Grancher.

Il n'a pas été possible de donner suite à ce projet. Mais, au cours de la Session d'août 1923, M. le Préfet a soumis la question au Conseil Général qui, à l'unanimité, a émis le vœu que M. le Ministre de l'Hygiène dépose un projet de loi étendant le bénéfice de la loi du 7 septembre 1919 aux pupilles de l'Œuvre Grancher.

M. le Dr Even, député, a fait en outre approuver par le Parlement un projet de résolution dans le même esprit et il y a tout lieu de croire que, dans un avenir prochain, des dispositions législatives permettront à l'Œuvre Grancher, grâce à l'aide de l'Etat, de se développer dans tous les départements.

Nota. — Les efforts de la Filiale Grancher s'orientent, actuellement, vers le placement des « tout petits ». C'est dans le premier âge que la contagion tuberculeuse exerce ses ravages les plus rapides et le placement, dès sa naissance, du bébé en danger de contagion, doit être l'une des principales préoccupations de l'Œuvre.

Actuellement, seule, la pouponnière de Morlaix reçoit les petits Grancher de 1 jour à 2 ans.

Les efforts se poursuivent en vue de créer des placements de pupilles de cet âge dans les centres ruraux du département et d'assurer ainsi l'existence des nouveau-nés qui, laissés au contact de leurs parents tuberculeux, seraient voués à une mort certaine.

PRÉVENTORIUMS

Il y a des enfants dont le placement s'impose : ce sont ceux qui, sans accuser de lésions ou de symptômes qui les rendent justiciables du sanatorium, sont chétifs, malingres et qui ne s'étant pas accommodés du régime de la famille, risqueraient de ne pas se trouver mieux d'un placement un peu « rustique » à la campagne ; en un mot, qui auraient besoin de surveillance, d'un régime meilleur ; pour ceux-ci une nécessité s'impose, le placement en préventorium. Il existe, dans le Finistère, 2 établissements de ce genre :

1° le préventorium de Pontplaincoët ;

2° l'établissement privé de Porsmeur.

Préventorium de Pontplaincoët

Un préventorium d'enfants a été installé en octobre 1921 à Pontplaincoët en Plougasnou, par M. Ernest May. Celui-ci l'a mis à la disposition du Conseil Général qu'il conviait à une simple expérience en lui fournissant les moyens immédiats de la tenter.

Il s'agissait de placer une certaine catégorie d'enfants — ceux qui ne sont ni assez malades pour entrer dans un sanatorium, ni assez résistants pour s'accommoder du régime un peu fruste des placements Grancher — dans des conditions de grand air, de salubrité, de soins et d'alimentation représentant un important progrès sur le régime du foyer familial et sur celui des placements habituels Grancher, sans engager pour cela des frais de journée comparables à ceux d'un sanatorium. Et, de fait, ce prix de journée n'atteint pas la moitié de celui du sanatorium départemental de Guervénan.

Le Préventorium de Pontplaincoët comportant 36 lits, 36 enfants y sont en traitement, dont 16 à la charge de l'Office des Pupilles de la Nation.

Ces 36 places se répartissent entre 22 filles de 4 à 14 ans, et 14 garçons de 4 à 8 ans. Cette seconde limite d'âge, imposée par le caractère mixte de la maison, indique l'intérêt qu'il y aurait à disposer de deux préventoriums distincts, dont l'un, exclusivement réservé aux garçons, permettrait de retarder la limite de sortie à un âge notablement plus avancé.

De novembre 1921 à fin juillet 1923, le préventorium a enregistré 100 entrées et 64 sorties, le séjour moyen des enfants ressortant à 4 mois.

A leur arrivée ceux-ci sont baignés, visités, pesés, puis soumis au régime commun, réglé sous la surveillance du médecin.

L'emploi des journées se partage entre quelques moments consacrés à l'étude et, pour les filles, à la couture ; les séances de gymnastique spéciale, les cures de repos sur lit de camp, les promenades, les stations prolongées au bord de la mer, l'héliothérapie.

Grâce à une alimentation substantielle la courbe générale des poids accuse une moyenne de gain mensuel d'environ 500 gr.

Cet exposé fait des résultats constatés à Pontplaincoët, il est à regretter que le bénéfice du traitement ne s'étende qu'à 36 enfants, alors que les demandes d'admission sont bien supérieures à ce chiffre.

Les cas les plus pressants doivent subir des périodes d'attente considérables, déplorables à cause des aggravations rapides qu'elles peuvent entraîner. Aussi les médecins des dispensaires multiplient-ils leurs instances près du Comité départemental pour qu'il avise aux moyens de faire face à cette situation. Le Comité a jugé indispensable d'étudier les possibilités d'agrandissement de Pontplaincoët.

A la suite d'études laborieuses, on a pu ramener à un chiffre assez restreint les devis de contructions complémentaires qui permettraient d'élever le nombre de lits de 36 à 90 — tout en améliorant très sensiblement les conditions générales d'adaptation et d'hygiène de l'établissement.

Dans ce but, le Comité départemental s'est imposé

une contribution personnelle de 30.000 francs et a sollicité le concours du Conseil Général.

Avec l'apport ainsi constitué, une importante contribution de l'Office National des Pupilles de la Nation et le complément demandé aux fonds du Pari Mutuel, la réalisation du projet semble assurée et le nombre des enfants de Pontplaincoët sera plus que doublé.

Établissement privé de Porsmeur

Le préventorium de Porsmeur à été aménagé par Mme Post qui en assure elle-même le fonctionnement. Il est établi sur l'un des coteaux dominant Morlaix, au milieu d'un parc de 7 hectares, d'une exposition parfaite.

Le Porsmeur est un établissement que les plus hautes personnalités compétentes, françaises ou étrangères, s'accordent à déclarer modèle.

En tant que préventorium il reçoit, alimente, soigne, éduque quantité de malades ou suspects externes, — demi-pensionnaires, pourrait-on dire plus justement.

De très nombreux enfants des deux sexes le fréquentent journellement et y vivent en plein air (écoles et réfectoires en plein air, exercices et cures de chaises longues en plein air).

C'est une application en France, dans des conditions parfaitement satisfaisantes, du « Day Camp » américain.

Les résultats obtenus sont excellents.

Mais le Porsmeur ne se borne pas à cette œuvre :

il comporte des bâtiments où sont soignés, gratuitement, des malades, femmes et enfants, conservés comme internes.

Les salles y sont attrayantes, lumineuses et gaies, quoique dépourvues de luxe. Le mobilier, d'une simplicité extrême, accuse certaines attentions qui donnent au visiteur et aux occupants une impression de confort, d'agrément, qui ne rappelle en rien la salle d'hôpital.

C'est en quoi cette maison peut être considérée comme un modèle dont nos hôpitaux français gagneraient à s'inspirer.

L'établissement compte actuellement quarante lits. Mais, bien qu'on soit très discret sur les projets d'avenir, le Comité départemental sait que la création très prochaine d'un nouveau pavillon d'une quarantaine de lits donnera un total de 80 lits qui seront consacrés très probablement aux jeunes filles n'étant pas en âge d'être admises à Guervénan.

Le département a donc actuellement à sa disposition 2 préventoriums — dont l'un privé — pour enfants.

Tous les deux, nous l'avons vu, fonctionnent comme des établissements modèles et donnent le rendement maximum que l'on en peut attendre. Jamais un lit ne reste inoccupé. Malheureusement le nombre de lits est tout à fait insuffisant pour un département aussi populeux et aussi prolifique que le Finistère.

SANATORIUMS

Le Comité d'hygiène sociale et de préservation antituberculeuse, en dehors de ses organismes propres, se tient en liaison constante avec les sanatoriums et les établissements hospitaliers du département.

Le Finistère, particulièrement bien partagé, possède deux sanatoriums vastes et parfaitement aménagés.

Sanatorium de Guervénan

Le sanatorium départemental, destiné aux « pulmonaires » est situé à Guervénan, commune de Plougonven. C'est un établissement magnifique, unique en France.

Il convient, à cet égard, de rappeler que M. Louppe, sénateur, président du Conseil Général du Finistère, est l'auteur des plans de Guervénan, dont il a, étape par étape, surveillé la construction.

Le sanatorium comprend actuellement 230 lits et reçoit les enfants des deux sexes de 11 à 16 ans et les adultes du sexe masculin à partir de 16 ans. Des pavillons pour les femmes sont en construction.

Lorsque les travaux d'agrandissement seront terminés, ce sanatorium comprendra environ 400 lits ; il recevra hommes et femmes.

L'établissement sera complété, dans l'avenir, par 2 pavillons de petits payants (hommes, femmes).

Ainsi les dispensaires du Finistère n'auront plus le souci des placements de femmes, souvent tentés, rarement réalisés jusqu'ici dans quelques sanatoriums extérieurs ; désormais les deux sexes auront une part égale à la sollicitude du département.

Quant à la création de lits en faveur des « petites bourses », elle constituera, à l'honneur du département, une initiative pour laquelle il aura, une fois de plus, su prendre les devants.

Sanatorium Marin de Pérac-Hidy

Aux malades que la tuberculose atteint sous ses autres formes (osseuse, ganglionaire...) le sanatorium privé de Pérac-Hidy près Roscoff, offre les ressources d'un établissement, classé désormais parmi les mieux conçus et les mieux tenus de France.

Il a fait récemment l'admiration de la mission scientifique envoyée dans le Finistère par la Société des Nations.

Œuvre et fondation personnelle de Mlle de Kergariou, reconnu d'utilité publique, le sanatorium s'est constamment développé au cours des dernières années sous l'active direction de Mlle de Fontenillat.

Par sa situation sur une étroite bande de sable et de rochers entre la baie de Roscoff et le chenal de l'Ile de Batz, il réalise l'établissement marin dans son type le plus complet.

Il comprend actuellement 400 lits et sera en mesure de recevoir 450 enfants lorsque les travaux en cours seront terminés. Un contrat passé entre le département et cet établissement réserve au service de l'Assistance médicale gratuite 100 lits moyennant un prix de journée de 4 francs.

En fait, les enfants du département y sont en nombre sensiblement supérieur.

*
* *

Le nombre total des lits de sanatoriums dans le Finistère dépassera donc nettement 800. Or, c'est une donnée communément admise qu'une population bien défendue contre la tuberculose doit disposer, en sanatoriums, d'un lit par 1000 habitants.

Le Finistère serait donc dans cette moyenne. Mais ce n'est là qu'une moyenne générale et, dans un département aussi atteint par la tuberculose que l'est celui-ci, elle représente certainement un minimum.

De plus, à Pérac-Hidy les garçons ne sont soignés que jusqu'à 14 ans et les filles jusqu'à 20 ans. Les tuberculeux non pulmonaires ayant dépassé ces limites d'âge n'ont donc pas d'établissement à leur disposition dans le Finistère.

Toutes les places promises au département par le sanatorium de Pérac-Hidy, — et bien au-delà — ont été occupés par des enfants finistériens. Et pourtant les demandes d'admission excèdent le nombre des places disponibles.

De même, la totalité des lits à Guervénan a été constamment occupée. Ici aussi, les demandes dépassent les ressources en places libres. Désormais l'admission des malades à Guervénan ne se fera qu'après proposition d'une commission dont les membres techniques seront le Directeur de Guervénan et un médecin spécialisé, sous la présidence du Préfet.

La cause de chaque malade étant ainsi entendue par les deux parties, il ne sera plus possible d'admettre au sanatorium des malades qui ne devraient pas s'y trouver, ou de permettre un séjour trop prolongé ; au delà de 6 mois de présence dans l'établissement, un rapport devra justifier qu'il est indispensable de garder un malade plus longtemps.

En compulsant les statistiques du sanatorium pour 1923, on trouve 227 entrées dans le cours de l'année et 215 sorties, avec 194 présences au 31 décembre.

On est donc autorisé à penser que chaque malade a séjourné environ un an dans l'établissement — période beaucoup trop longue dans un sanatorium populaire qui devrait procéder 2 ou 3 fois par an au renouvellement de ses pensionnaires pour avoir un rendement social vraiment utile. La Direction du sanatorium ne peut être incriminée à ce sujet ; elle subit là les difficultés occasionnées par l'absence presque totale de services d'isolement.

Il n'est pas inutile d'ajouter que l'active campagne menée dans le Finistère par le Conseil Général et le Comité départemental a eu d'autres effets, indirects sans doute, mais forts intéressants et qui concourent au même but : des initiatives privées se sont produites : des cliniques-sanatoriums se sont fondées au Huelgoat, à Roscoff. Il est à souhaiter qu'elles se développent en nombre et en importance.

ISOLEMENT DES CAS GRAVES

Dans la clientèle des dispensaires, il est une catégorie de malades, contagieux graves, semant à profusion les bacilles et pour lesquels il n'y a pas possibilité de protéger la famille contre une contagion inévitable.

Sans doute il existe pour la sauvegarde des enfants la ressource des placements Grancher, mais les parents ne se déterminent pas toujours à se séparer de leurs enfants et, d'ailleurs, il se rencontre, dans l'entourage des tuberculeux, d'autres sujets que ceux qui sont susceptibles d'être placés. Enfin le point de vue financier s'interpose pour fixer des limites aux placements.

A ce dernier point de vue il ne faut pas oublier que, partout où les familles sont nombreuses, — et c'est le cas du Finistère — il est moins dispendieux d'hospitaliser le *membre contagieux* que de supporter les frais de placement de trois, quatre, cinq enfants et parfois davantage.

Or, pour le contagieux incurable, la porte du sanatorium est close ; elle ne doit s'ouvrir qu'aux curables.

Quant aux hôpitaux ordinaires, le malade contagieux les redoute autant qu'il en est redouté, car ces établissements en sont réduits à mêler les tuberculeux à leurs autres malades, en des salles communes.

Le Finistère, admirablement outillé pour la lutte contre la tuberculose, ne possède pas d'*hôpital-sanatorium*.

Le Conseil Général, au cours de sa session d'août 1920, considérant l'intérêt capital que présente l'isolement des tuberculeux dans les hôpitaux, avait décidé, pour encourager les établissements hospitaliers à créer des salles d'isolement pour tuberculeux, que le département pourrait intervenir dans les dépenses entraînées par les travaux nécessaires à ces créations, dans une proportion variant de 30 à 75 %, suivant la situation pécuniaire de ces établissements.

Diverses subventions départementales ont été ainsi accordées en faveur d'hospices ayant décidé la création de salles d'isolement pour tuberculeux.

Lorsque les travaux projetés, qui sont presque tous en voie d'achèvement, seront terminés, 6 établissements hospitaliers dans le département seront en mesure d'isoler les tuberculeux, savoir :

Brest	54 lits
Morlaix	35 lits
Saint-Pol-de-Léon	5 lits
Carhaix	10 lits
Plouescat	10 lits
Lanmeur	8 lits
TOTAL. . .	122 lits

Ce nombre est tout à fait insuffisant pour un département peuplé comme est le Finistère.

Un total de 500 lits répartis entre les malades des deux sexes ne serait pas exagéré. La mise à l'étude de la création de services répondant à la destination des hôpitaux-sanatoriums et devant être crées dans 2 ou 3 hôpitaux du département répond à une nécessité évidente.

M. Desmars, Préfet du Finistère, se propose de soumettre au Conseil Général, à sa prochaine session, après avoir recueilli les avis autorisés, *notamment ceux des syndicats médicaux,* un programme à appliquer dans le département pour une meilleure répartition et une coordination plus étroite entre l'armement antituberculeux et les services hospitaliers. L'étude des services d'hôpitaux-sanatoriums trouvera sa place dans ce programme.

La même étude générale est entreprise en ce qui concerne les lits de préventoriums.

Lorsque ces deux lacunes de l'organisation antituberculeuse auront été comblées, l'armement antituberculeux du Finistère sera en mesure de faire face à ses besoins et l'action antituberculeuse pourra donner alors son maximum d'efficacité.

RÉSULTATS

Nous avons vu en détail l'effort qui avait été fourni par le Comité Départemental pendant ces dernières années, en particulier au point de vue du dépistage des tuberculeux, du fonctionnement des dispensaires et des consultations volantes.

Le tableau suivant nous montrera les progrès du travail accompli depuis 1919.

ANNÉES	NOMBRE de dispensaires	NOMBRE d'infirmières	NOMBRE d'inscrits	NOMBRE de cas diagnostiqués	EXAMENS de crachats	EXAMENS radiologiques
Juin 1919	11	14	1.048	5	»	»
— 1920	14	18	1.475	842	1.100	»
— 1921	19	26	3.038	1.694	2.135	907
— 1922	20	27	3.812	1.680	»	» (1)
— 1923	21	38	6.312	2.979	5.007	10.502

Ce tableau dispense de tout commentaire sur la progression du service. Il montre bien surtout que les espérances que le Comité d'hygiène sociale et antituberculeuse avait fondées l'an dernier, lors de l'entrée en service des médecins spécialisés, se sont

(1) Les statistiques de 1922 ont été omises à cause de la période de flottement qui avait précédé l'arrivée des médecins spécialisés et l'emploi des voitures radiologiques. Cette cause explique aussi que le nombre des diagnostiqués en 1922 a été moindre qu'en 1921.

réalisées et ont dépassé les prévisions les plus optimistes.

C'est ainsi que le nombre d'inscrits, qui était de 3.812 le 1er janvier 1923, atteignait 6.318 le 1er janvier 1924, 6.717 le 1er avril, et qu'il dépasse maintenant 7.000, ayant presque doublé en un an et demi.

Ces chiffres dénotent un développement des services d'autant plus remarquable que les médecins spécialisés, au cours de l'année 1923, ont fait rayer des contrôles des dispensaires 6.261 inscrits, lesquels n'étaient pas justiciables de ces organismes et alourdissaient les services au détriment des tuberculeux.

Ainsi, non seulement le nombre des malades pris en charge s'est considérablement accru, mais une sélection rigoureuse a été faite parmi les consultants qui ne restent sous la surveillance des dispensaires que si leur cas en relève vraiment.

*
* *

Il serait intéressant d'exposer plus complètement les statistiques de travail dans les dispensaires et consultations volantes du département en 1923, puisque c'est au début de cette année que l'action antituberculeuse dans le Finistère est entrée dans une phase nouvelle par suite de l'installation des médecins spécialisés et de l'emploi des voitures radiologiques.

Je consignerai donc dans le tableau suivant l'ensemble du travail effectué par arrondissement dans le courant de cette année 1923.

ARRONDISSEMENTS	Séances de consultations				Nombre de consultations données	Examens radiologiques	Examens de crachats	Nombre de visites par infirmières	Nombre de malades		Classification des consultants restant inscrits au 31 Décembre 1923			
	ordinaires	radiologiques	laryngologiques	Total					nouveaux inscrits	restant en charge	Diagnostics non portés	En surveillance pour contact de cohabitation	Affections autres que la tuberculose	Cas de tuberculoses toutes formes
QUIMPER & QUIMPERLÉ *6 dispensaires locaux :* Concarneau, Douarnenez, Pont-l'Abbé, Rosporden, Quimper et Quimperlé.	384	195	20	599	9.406	3.870	1.644 + 355	14.570	2.650	2.318	318	776	143	1.081
BREST *5 dispensaires locaux :* Brest, Lambézellec, Landerneau, Lesneven, Ploudalmézeau.	391	267	4	662	7.619	2.473	1.384 + 368	11.486	1.603	1.674	322	380	93	879
CHATEAULIN *4 dispensaires locaux :* Carhaix, Châteaulin, Châteauneuf-du-Faou, Crozon.	230	123	16	369	4.733	1.877	1.009 + 261	5.175	1.320	1.035	189	328	32	486
MORLAIX *6 dispensaires locaux :* Lanmeur, Landivisiau, Morlaix, Plouescat, Saint-Pol-de-Léon, Roscoff.	301	218	42	561	5.694	2.282	970 + 284	8.532	1.566	1.285	249	488	45	533
TOTAUX..........	1.306	803	82	2.191	27.452	10.502	5.007 + 1.268	39.763	7.139	6.312	1.078	1.972	283	2.979 soit : 1.115 hommes 870 femmes 894 enfants

Dans le courant de cette année 1923, 6.261 inscrits, nous l'avons vus, ont été rayés des contrôles. Sur ce nombre, malheureusement, se trouvent 369 tuberculeux ayant refusé les services du dispensaire. Ce contingent, quoique important, ne représente qu'un peu plus du 1/10 des tuberculeux diagnostiqués.

Parmi les autres sortants tuberculeux il faut aussi noter :

placés : 517	hommes :	208
	femmes :	90
	enfants :	219

Sur ce nombre ont été admis :

aux hôpitaux : 127	hommes :	51
	femmes :	55
	enfants :	21
aux sanatoriums pulmonaires : 251	hommes :	148
	femmes :	23
	enfants :	80
aux sanatoriums marins : 85	hommes :	4
	femmes :	7
	enfants :	74
aux préventoriums : 34	hommes :	0
	femmes :	4
	enfants :	30

autres placements : 20

Parmi les sortants *non* tuberculeux, on note : 446 sujets (dont 425 enfants) en surveillance au dispensaire pour contact de cohabitation.

Ces 446 personnes ont été placées par les dispensaires :

49 (6 femmes — 43 enfants) en préventoriums ; la presque totalité du reste en Filiale Grancher ; les autres en placements divers.

Devant ces chiffres, nous remarquons immédiatement :

1) Que le nombre des malades tuberculeux pulmonaires femmes est inférieur de 1/3 au nombre de malades hommes.

Que cependant 23 femmes seulement ont pu être placées en sanatorium, tandis que 148 hommes y sont entrés.

Ces chiffres seuls nous montrent la lacune du sanatorium pulmonaire du Finistère.

2) Que 11 adultes seulement, contre 74 enfants, ont été placés en sanatorium marin. Nous rappelons, en effet, que le sanatorium de Pérac-Hidy ne reçoit que les enfants (garçons jusqu'à 16 ans, filles jusqu'à 20 ans).

3) Que 34 tuberculeux et 49 non tuberculeux, soit 83 personnes seulement, ont pu être placées en préventorium ; que sur ces 83 sujets il y a 73 enfants, 10 femmes.

Les projets d'agrandissement de Pontplaincoët dont nous avons parlé plus haut ne seront donc pas encore suffisants pour satisfaire au placemement des 894 enfants pris en charge par les dispensaires.

4) Que la Filiale Grancher, — malgré l'essor considérable qu'elle a pris au cours de ces deux dernières années et qu'elle doit à la haute autorité de son

Président, — ne suffit pas encore pour assurer le placement de tous les enfants à préserver.

La statistique de 1923 montre qu'elle devrait être en mesure, dans un délai rapproché, de recevoir un millier de pupilles.

5) Que 127 malades seulement ont été placés dans les hôpitaux, nous n'osons dire en lits d'isolement, le département n'en possédant pas encore 120.

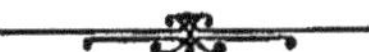

CONCLUSIONS

1° L'œuvre entreprise par le COMITÉ D'HYGIÈNE SOCIALE ET DE PRÉSERVATION ANTI-TUBERCULEUSE est appelée à rendre d'immenses services dans le département du Finistère parce que celui-ci comporte une proportion élevée de population indigente, que l'hygiène de l'habitation y est particulièrement mauvaise et que, enfin, surtout depuis la guerre, la tuberculose y a pris une extension croissante.

En 1923, dans 41 centres de consultation, 4 médecins spécialistes munis d'un matériel radiologique et laryngologique ambulant ont donné 27.000 consultations permettant de dépister 2.979 tuberculeux.

2° La filiale départementale GRANCHER est en plein essor.

577 pupilles ont figuré sur ses contrôles et le Finistère est un des départements qui a le mieux compris et appliqué les idées directrices du Professeur Grancher, dans son sens le plus large de placement.

3° Les sanatoriums de Guervénan et de Pérac-Hidy compteront incessamment 800 lits et pourront recevoir les femmes qui, jusqu'ici, étaient difficilement placées dans quelques sanatoriums extérieurs.

*
**

Trois grosses lacunes existent, actuellement, dans la réalisation du programme d'action antituberculeuse :

1° **Manque de lits de préventorium.**

34 lits à Pontplaincoët, 40 lits à Porsmeur.

2° **Absence presque totale de lits d'isolement.**

En tout, 120 lits répartis en 6 hôpitaux.

3° **Absence de services spéciaux.**

*
**

M. le Préfet se propose de soumettre au Conseil général un programme à appliquer dans le département pour une coordination plus étroite entre l'armement antituberculeux et l'outillage hospitalier.

La même étude générale est entreprise en ce qui concerne l'insuffisance des lits de préventoriums, et, à cet égard, la création, dans le sud du département, d'un grand préventorium d'enfants, est à l'étude.

Donc, tous les organes que prévoit le plan le plus complet de lutte antituberculeuse, sont : les premiers presque achevés, les autres en voie de réalisation plus ou moins avancée.

Telle qu'elle se présente actuellement l'organisation du département peut être classée parmi les meilleures.

Lorsque le Finistère disposera de préventoriums suffisants pour recevoir les sujets qui en sont justiciables et de lits d'isolement pour ses malades graves, son armement sera en mesure de répondre à ses besoins et pourra commencer à rendre évidents les résultats d'une action à continuer sans défaillances

*
**

Ces efforts et ces résultats nous ont paru prendre toute leur importance au moment où la conception du dispensaire, intégralement réalisée dans le Finistère suivant les directives de M. le Pr Léon Bernard, fait l'objet de si vives critiques de la part de certains groupements médicaux.

A côté des résultats objectifs, des chiffres qui nous ont permis de mesurer l'étendue et la réussite de l'œuvre entreprise, nous voudrions apporter, pour terminer ce travail, une impression personnelle renforcée de l'opinion de médecins finistériens avec lesquels nous avons abordé ce problème.

Du côté du public, la sympathie a été d'emblée très large ; les avis désintéressés, la compétence technique appuyée sur de grandes possibilités matérielles, les sages conseils des infirmières visiteuses ont rapidement gagné des amis aux dispensaires.

Les malades commencent à savoir qu'ils sont des centres accueillants où ils auront un diagnostic net, sûr, les meilleurs directives de cure. Le malade vient plus tôt au dispensaire, y conduit sa famille et fait confiance au sanatorium ; le temps n'est pas loin où il la fera, même, aux services hospitaliers spécialisés annexes, de si fâcheuse réputation autrefois.

Dans ce département, que la légende veut arriéré, les malades savent maintenant qu'ils ont un appui social.

Enfin et surtout, je dois dire que la lutte antituberculeuse a reçu de la part des médecins praticiens la plus large approbation, le plus favorable accueil :

jamais le dispensaire n'a fait double emploi avec le médecin de famille. Ces praticiens qui ont beaucoup à faire dans une clientèle pauvre, souvent éloignés des centres pourvus du complet outillage moderne, ont vivement apprécié le secours nécessaire du dispensaire. Ils savent gré au médecin spécialiste des diagnostics délicats qu'il a seul le temps et les moyens de porter, des placements d'enfants, des placements en sanatoriums qui résolvent tant de questions angoissantes dans une clientèle particulièrement intéressante. Ils ont été fort heureux de l'appui des infirmières visiteuses qui ont fait appliquer dans les familles les principes d'hygiène qu'ils ne peuvent qu'esquisser et dont l'inobservance a, en matière de tuberculose, de si fâcheuses conséquences.

Dans une région où a été rapidement et intensément réalisé le dispensaire voulu par la loi Léon Bourgeois jamais un conflit ne s'est élevé entre lui et le médecin praticien. Lorsque seront créés les services spécialisés sur lesquels il pourra souvent se décharger des délicats traitements actuels, sera solutionné, par la bonne volonté, la compréhension mutuelle, facile à des médecins, par une entre aide amicale et efficace, un problème qui nous apparait du reste parfaitement simple lorsqu'on veut bien faire passer au premier plan l'intérêt primordial des malades.

TABLE DES MATIÈRES

QUIMPER. -- IMPRIMERIE MME BARGAIN & CIE

www.ingramcontent.com/pod-product-compliance
Ingram Content Group UK Ltd.
Pitfield, Milton Keynes, MK11 3LW, UK
UKHW020436180726
13839UKWH00004B/1525

9 782329 349220